50 CENTIMES.

—

PROCÈS

DU

PROGRESSIF CAUCHOIS.

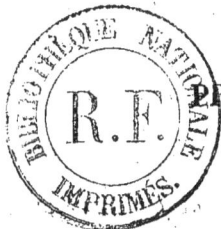

COUR D'ASSISES DE LA SEINE-INFÉRIEURE.

PRÉSIDENCE DE M. NEPVEUR.

Audience du 22 août 1849.

Paul Vasselin, gérant du journal le *Progressif Cauchois*, comparaît devant le jury sous la prévention d'avoir, dans cinq articles du numéro du 13 juin 1849, soit excité à la haine et au mépris du gouvernement de la République, soit provoqué, sans que la provocation ait été suivie d'aucun effet, à commettre un attentat dont le but était d'exciter la guerre civile en armant ou en portant les citoyens à s'armer les uns contre les autres; — délits prévus et réprimés par les articles 4 du décret du 11 août 1848, 1er et 2 de la loi du 17 mai 1819, et 91 du code pénal.

M. Jolibois, avocat-général, occupe le fauteuil du ministère public.

Me Deschamps est au banc de la défense.

Aux questions d'usage, le prévenu déclare se nommer Paul Vasselin, avoir trente-six ans, et être né à St-Quentin (Aisne),

1849

Il est propriétaire-gérant du *Progressif Cauchois*, et demeure à Fécamp. Puis, M. le président lui adresse les questions suivantes :

D. Vous reconnaissez comme étant vôtre la signature qui se trouve au bas du journal le *Progressif Cauchois* du 13 juin dernier ? — R. Oui, monsieur le président ; j'ai déjà passé cette reconnaissance devant M. le juge d'instruction.

M. LE PRÉSIDENT : Sans doute ; mais la loi me fait un devoir de renouveler aujourd'hui cette demande.

D. Avez-vous été repris de justice ? — R. J'ai été condamné, pour voies de fait, à un mois de prison par le tribunal correctionnel du Havre : J'avais donné un coup de canne à un individu qui m'avait craché à la figure. Du reste, une affaire de presse se trouvait entée sur la prévention que vous me rappelez, de telle sorte que je ne sais en vérité quel caractère lui donner.

M. LE PRÉSIDENT : La prévention a été et est demeurée qualifiée voies de fait.

LE PRÉVENU : Au surplus, la cour de Rouen a été appelée à prendre connaissance de cette affaire, et vous êtes à même de vous rendre compte de sa véritable portée.

M. LE PRÉSIDENT : La parole est à M. le procureur général.

M. JOLIBOIS, après avoir fait ressortir le danger qui résulte de publications ayant pour but d'égarer les esprits et de leur souffler le vent de la révolte, donne lecture des articles incriminés, dont voici les termes :

PREMIER ARTICLE.

Association des amis de la Constitution.

« L'association démocratique des amis de la Constitution,

« Vu l'art. 5 du préambule de la Constitution de 1848 :

« La République française respecte les nationalités étrangères, comme elle
« entend faire respecter la sienne ; elle n'entreprend aucune guerre dans un but
« de conquête ; elle n'emploie jamais ses forces contre la liberté des peu-
« ples. »

« Article qui n'a fait que rappeler et consacrer le nouveau droit des gens, formulé à l'origine de la révolution elle-même.

« Vu l'art. 54 de la Constitution :

« Le président veille à la défense de l'Etat, mais il ne peut entreprendre
« aucune guerre sans le consentement de l'Assemblée nationale. »

« Vu l'ordre du jour adopté, le 7 mai 1849, par l'Assemblée constituante, à la nouvelle de l'attaque de Rome :

« L'Assemblée invite le gouvernement à prendre, sans délai, les mesures
« nécessaires pour que l'expédition d'Italie ne soit pas plus longtemps détour-
« née du but qui lui est assigné. »

« Considérant que le pouvoir exécutif, loin de rentrer dans la Constitution et d'obéir à l'injonction de l'Assemblée constituante, a persévéré opiniâtrement dans la voie fatale où il s'était engagé ; qu'il a répondu aux paroles de paix et de fraternité de la République romaine, en recommençant systématiquement une lutte impie ; qu'il a de nouveau attenté par la force à l'indépendance du peuple romain, souillé notre drapeau en le déployant pour une cause inique, sacrifié indignement nos généreux soldats, dont l'héroïsme peut être demain si nécessaire au salut de notre propre nationalité ; qu'il a fait couler des flots de sang français et de sang italien. de sang républicain, aux applaudissements et au profit de la Sainte-Alliance ;

« Proteste solennellement devant Dieu et devant les hommes, contre la violation de la Constitution et du droit international, contre l'abandon de tous les principes, de tous les devoirs et de tous les intérêts de la France ;

« Proteste, devant les nations, contre toute solidarité qu'on voudrait infliger à la France dans un crime dont le premier pouvoir de l'Etat, avait formellement entendu prévenir la perpétration ;

« Que la responsabilité de ce premier attentat retombe donc tout entière sur ceux qui l'ont encourue!

« Que chaque citoyen se rappelle que le dépôt de la Constitution et des « droits qu'elle consacre est confié à la garde et au patriotisme de tous les « Français. (Art. 110 de la Constitution.)

« Délibéré et adopté en assemblée générale, le 9 juin 1849. ».

(*Suivent les signatures.*)

DEUXIÈME ARTICLE.

Le comité démocratique-socialiste des élections, à l'Assemblée nationale.

CONSTITUTION, art. 5. — « La République française respecte les nationalités « étrangères, comme elle entend faire respecter la sienne ; elle n'entreprend « aucune guerre dans des vues de conquête ; n'emploie jamais ses forces con- « tre la liberté d'aucun peuple. »

Art. 54. — « Le président de la République veille à la défense de l'Etat, « mais il ne peut entreprendre aucune guerre sans le consentement de l'As- « semblée nationale. »

« Le président et ses ministres, prenant pour complice un agent diplomatique russe, un général prussien, envoyé de Radetzki, et deux jésuites de la cour du pape, ont foulé aux pieds un vote de l'Assemblée nationale ; Oudinot, sur des instructions secrètes, a trahi la parole de la France ; les soldats de la République française, armés contre un peuple libre, sont condamnés à mitrailler leurs frères, les républicains de Rome.

« Le pouvoir exécutif aura-t-il impunément violé la Constitution ?

« Membres de l'Assemblée nationale, souvenez-vous que vous êtes les mandataires du peuple souverain.

Art 110. — « L'Assemblée nationale confie le dépôt de la Constitution et « les droits qu'elle consacre à la garde et au patriotisme de tous les Français. »

« Elus du département de la Seine, entre le peuple et vous, il a été dit, le 13 mai :

« Art. 2. — *Si la Constitution est violée, les représentants du peuple doivent donner au peuple l'exemple de la résistance.* »

« Les membres de la commission permanente. »

(*Suivent les signatures.*)

TROISIÈME ARTICLE.

« Un incident digne d'attention s'est produit dans la séance de lundi : « *Nous défendrons la Constitution, même par les armes,* » s'est écrié Ledru-Rollin. Alors le citoyen Bedeau, que les lauriers de M. Changarnier empêchent de dormir, s'est élancé à la tribune et est venu offrir son concours à *la majorité de l'Assemblée.* La question était nettement posée entre la Constitution, d'une part, et la majorité, de l'autre.

« Or, qu'est-ce que la majorité ? C'est une collection d'hommes qui ne sont quelque chose que par la Constitution et dans les termes de la Constitution. Ils ne peuvent rien contre elle, et s'ils l'attaquent, leur déchéance est de droit. L'autorité dévolue à l'Assemblée législative appartient exclusivement aux représentants fidèles à la Constitution.

« Le général du 24 février s'est donc mis au service d'une faction, et, nous devons le penser, d'une réunion de conspirateurs. Il a manqué à tous ses devoirs en s'engageant à combattre pour la majorité de l'Assemblée, même contre la Constitution.

« La Constitution est au-dessus de tous les pouvoirs qui émanent d'elle, Président et Assemblée. Lorsque sa défense a été confiée, par l'art. 110, à tous les français et à chacun d'eux, on prévoyait le cas où un président et une majorité factieuse attenteraient à la République ou à ses principes essentiels. Si ce n'est pas le sens de l'art. 110, cet article n'en a aucun.

« La Constitution doit être défendue, comme l'a dit Ledru-Rollin, même par les armes. Dès qu'elle est violée par les pouvoirs constitués, ces pouvoirs perdent toute autorité légale, et chaque citoyen n'a plus à compter qu'avec sa conscience et le sentiment de ses devoirs ; il n'y a plus d'autre loi que celle de la résistance. Tout ce que pourraient faire des magistrats usurpateurs serait nul de soi ; ils se seraient placés eux-mêmes hors du droit et de la loi.

« Tels sont les principes. Il est bon de les rappeler dans la circonstance solennelle où nous sommes placés. Lorsque la Constitution est violée, il n'y a droit et justice que dans le camp de ceux qui la défendent. Ledru-Rollin a donc eu raison de dire qu'elle devait être défendue, même par les armes, et lorsque M. Bedeau est venu se jeter au service de la majorité, quelle que fût sa décision, il a fait acte de courtisan, non de citoyen : il a implicitement déclaré qu'il était prêt à battre la République. »

QUATRIÈME ARTICLE.

« Le sang français coule devant Rome, les canons de la France républicaine bombardent une République ; la Constitution, solennellement inaugurée il y a quelques mois à peine, est audacieusement violée ; les forces de la France sont employées à écraser un peuple ami qui, depuis le jour de son émancipation, n'a cessé de mettre son espoir en la France, cette protectrice des opprimés, cette antique initiatrice de la liberté ; les soldats de la France servent la cause des despotes, et le général Oudinot invoque l'honneur militaire ! L'honneur militaire lui défendait d'accepter le traité conclu par M. Lesseps ; l'honneur militaire lui ordonne d'entrer dans Rome pour s'imposer aux romains !

« Et depuis quand donc l'honneur militaire est-il l'opposé de l'honneur ? Depuis quand l'honneur militaire consiste-t-il à trahir sa foi, à violer les lois, à servir les ennemis de son pays, à trahir toutes les lois de la morale la moins austère ?

« Depuis le jour où vous avez mis le pied sur le sol de l'Italie, les romains ont-ils laissé passer un jour sans témoigner à la France la plus cordiale amitié ? Ne vous ont-ils pas offert de bonne grâce ce que vous exigez d'eux par la force, à la simple condition de respecter leur existence, de ne pas briser de votre talon le gouvernement qu'ils se sont choisi, et qu'ils avaient le droit de se choisir au même titre que vous avez choisi le vôtre ? Ils vous ont rendu gratuitement vos prisonniers : il y a deux jours encore, vous acceptiez les présents qu'ils s'empressaient de vous offrir, et tout-à-coup, sans même vouloir lire les conditions qu'ils mettent à la paix, vous tirez contre eux le canon, vomissez la mort dans leurs rangs ; et, abusant du pouvoir que vous donne la discipline, vous lancez à une indigne boucherie les républicains de France que vous condamnez à égorger leurs frères de Rome, ou à être égorgés par eux ; et vous invoquez l'honneur militaire ! et vous parlez de glorieuses journées ! Ah ! ne profanez pas ces paroles ! L'honneur n'a rien à voir dans cette infâme oppression du faible par le fort, de l'ami par le traître qu'il croyait son ami ! Ne parlez pas de gloire ; il n'y a jamais de gloire dans la guerre civile, et le bombardement de Rome est une véritable guerre civile !

« Ne parlez pas de l'honneur du drapeau. Le drapeau que vous faites flotter, celui qui guide nos soldats contre la République romaine, ce n'est pas le drapeau de la République française, noble, généreuse et fraternelle ; ce n'en est qu'une contre-façon, arborée par les forbans de l'absolutisme pour masquer leurs projets de pillages et de ruines !

« Le drapeau de la France, c'est celui de la fraternité des peuples, de l'émancipation des nationalités, c'est le drapeau de la Constitution que vous avez violée, et qui vous condamne comme doublement traîtres, et pour le sang romain et pour le sang français que vous avez versés ! »

CINQUIÈME ARTICLE.

« Les français ont attaqué Rome par quatre points différents : la *porte Angélique*, la *porte Saint-Ange*, la *porte Cavaleggieri*, la *porte Saint-Pancrace.*

« Les soldats d'Oudinot ont été repoussés des trois premiers points ; mais à la porte Saint-Pancrace le combat a été des plus acharnés. Les romains ne pouvant résister au nombre et à l'ardeur des assaillants, voulaient se retirer derrière les barricades et y attendre les français.

« Mais l'intrépide Garibaldi a demandé à faire une sortie, et au même instant il s'est dirigé hors la ville avec huit mille hommes disposés en triangle, symbole de l'égalité républicaine.

« Le général Oudinot, en apercevant ces combattants vêtus de blouses, s'est, dit-on, écrié : « Chassez donc ces *gueux* à coups de cravaches ! »

« Les soldats de Garibaldi ont attendu de pied ferme deux régiments de cavalerie et un régiment de chasseurs à pied qu'on lançait sur eux.

« Lorsque les français sont arrivés à portée de pistolet, le triangle des *gueux* s'est ouvert et les canons chargés à mitraille ont foudroyé la cavalerie et les chasseurs. Après ce carnage horrible, le triangle s'est refermé et les romains ont fait cinq cents prisonniers.

« Quelques correspondances portent à cinq mille le nombre des morts et blessés du côté des français. Chez les romains les pertes ont été aussi cruelles.

« Le maréchal Oudinot a demandé un armistice de vingt-quatre heures, qui lui a été accordé par les triumvirs.

« On ajoute que l'armée française est indignée de se voir ainsi décimée dans une guerre impie. Le général aurait fait fusiller douze officiers qui blâmaient hautement la conduite du gouvernement de M. Bonaparte. Cette nouvelle, que nous trouvons dans une lettre de Marseille, a besoin de confirmation. »

M. l'avocat général, examinant séparément chaque article, s'attache à démontrer que les deux premiers contiennent le double délit d'excitation à la haine et au mépris du gouvernement de la République et de provocation à la guerre civile en excitant les citoyens à s'armer les uns contre les autres; — que le troisième contient le délit de provocation à la guerre civile en excitant les citoyens à s'armer les uns contre les autres; — et que les deux derniers renferment le délit d'excitation à la haine et au mépris du gouvernement de la République.

Puis, M. l'avocat général appelant l'attention du jury sur l'ensemble du numéro du 13 juin du *Progressif Cauchois*, fait remarquer que ce numéro contient un choix de ce qu'il y a de plus violent, extrait des journaux les plus violents.

M. Vasselin, continue l'organe du ministère public, dira-t-il qu'aucun des articles incriminés n'est de sa rédaction, qu'il les a empruntés à d'autres journaux, notamment à la *Réforme* et à la *Démocratie Pacifique*, et que dès-lors il a été de bonne foi en insérant des articles de la nature de ceux qui ont paru dans le *Progressif* du 13 juin. — M. Vasselin dira-t-il que les journaux d'où il a extrait ces articles n'ont pas été poursuivis ? Mais il y a eu contre ces journaux quelque chose de plus grave que des poursuites : ces journaux ont été suspendus, et ce n'est que tout récemment qu'a été levé l'interdit lancé contre eux.

D'ailleurs, quand même ces journaux n'auraient pas été poursuivis, quand même il n'auraient pas été suspendus, est-ce que Vasselin pourrait tirer de là un moyen de défense ? Si l'on n'a pas poursuivi d'autres journaux du département qui ont reproduit quelques-uns des articles incriminés, c'est qu'on a voulu seulement saisir les plus violents. De ce nombre étaient le *Républicain de Rouen* et le *Progressif Cauchois*. Mais Vasselin, qui n'est pas maître des poursuites qui appartiennent au ministère public, serait mal venu, outre que ce serait peu généreux à lui de prétendre que tel ou tel de ses confrères en journalisme n'a pas été poursuivi.

Gardez-vous, Messieurs les jurés, de vous laisser entraîner par le système habile qui sera développé devant vous. Les articles ne peuvent être défendus au fond ; mais on vous parlera de la bonne foi du gérant du *Progressif Cauchois*, qui ne les a pas écrits, qui n'a fait que les reproduire. Si la défense pouvait faire prévaloir une telle thèse, songez aux conséquences de votre verdict : demain le journal acquitté, en rendant compte de ce procès, se garderait bien de dire qu'il a déserté la discussion des articles incriminés ; il triompherait de son acquittement de la manière la plus complète, et il proclamerait bien haut, en mettant en présence et l'accusation et votre verdict, que vous avez accepté ses doctrines, que vous les avez reconnues bonnes et innocentes, que vous vous les êtes appropriées, et que vous en avez accepté la solidarité.

Il suffit de vous signaler un tel danger pour qu'il soit évité.

La liberté de la presse ne recevra aucune atteinte de la condamnation du *Progressif Cauchois* ; ce n'est pas cette liberté que vous condamnerez, c'est la licence que vous réprimerez. Votre verdict apprendra à tous que le jury de la Seine-Inférieure veut le respect et le maintien du gouvernement de la République, puisqu'il condamnera un prévenu comparaissant devant lui pour avoir excité à la haine et au mépris du gouvernement de la République.

Après ce réquisitoire, la parole est donnée à Me DESCHAMPS, avocat de M. Vasselin. Il commence en ces termes :

Messieurs les jurés,

Les hommes sérieux qui assistent depuis vingt ans aux procès de la presse, sont frappés d'un bien étrange spectacle. Les formes de gouvernement changent, les hommes restent les mêmes. Ce sont les mêmes luttes, les mêmes craintes, les mêmes résultats.

Nous voyons, en ce moment, une recrudescence de procès de presse ; on va plus loin que sous la monarchie. Ce n'est pas que je veuille réclamer pour le gouvernement républicain un silence qui tue tous les gouvernements ; mais sous un gouvernement de libre discussion, il y a des droits qui ne peuvent être contestés au journaliste, et cependant, je le répète, c'est toujours la même argumentation. Il y a quelques années, lorsqu'on traduisait un écrivain devant la cour d'assises à raison des articles qu'il avait publiés, on lui disait : « Vous avez attaqué le gouvernement du roi, car vous avez blâmé ses actes, car vous avez incriminé un de ses ministres, et vous vous êtes efforcé ainsi d'exciter contre lui la haine et le mépris des citoyens. » En doit-il donc être de même aujourd'hui ? Permettez-moi, Messieurs, de vous citer un exemple célèbre, et qui est encore dans tous les esprits. On avait traduit devant le jury un journal qui avait publié des lettres bien périlleuses pour le chef de l'État, car elles semblaient promettre qu'on laisserait volontiers pâlir les intérêts de la France devant ceux de l'Angleterre. Cette fois encore, on disait aux accusés : « Vous avez attaqué le gouvernement du roi, vous l'avez voué au mépris et à la haine publique. » Et le jury de la monarchie, le jury probe et libre, le jury qui n'était point encore le résultat du suffrage universel et comme l'émanation du pays, le jury répondit par un acquittement. Et, en agissant ainsi, il faisait acte de justice, et rendait, en même temps, au gouvernement un service signalé. C'est qu'en effet, Messieurs, les acquittements avertissent le pouvoir ; les condamnations, au contraire, servent rarement ceux qui les ont exigées.

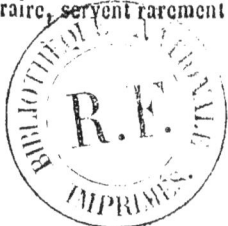

M⁰ Deschamps entre ensuite dans l'examen des charges relevées contre M. Vasselin.

Il ne s'agit pas, quant à présent, alors que les faits de cette journée seront soumis bientôt à une autre juridiction, de déterminer le caractère du 13 juin. Pour nous, pour M. Vasselin, ce n'était, ce ne devait être qu'une manifestation pacifique, et l'on a fait dériver à tort l'appel aux armes d'une protestation plus ou moins énergique.

M. Vasselin est cité devant le juge d'instruction ; et là, à son grand étonnement, on lui dit qu'il a excité la guerre civile dans le modeste rayon où se distribue le *Progressif Cauchois*, dans ces campagnes qui aiment l'ordre et la tranquillité ; qu'il a excité à la haine du gouvernement de la République, lui qui, depuis longtemps, comme son défenseur, aime les institutions républicaines. Il est vrai que M. Vasselin, comme son défenseur, n'entend pas, à tort ou à raison, le gouvernement Républicain comme le ministère public.

C'est là un point de discussion sur lequel nous reviendrons tout-à-l'heure.

M⁰ Deschamps, répondant ensuite à un argument de la décision de la chambre du conseil ou de la chambre des mises en accusation, rappelle au jury qu'il n'y a rien de jugé par ces décisions, que le jury est le seul juge, et que les autres juridictions sont profondément incompétentes en matière de presse.

M⁰ Deschamps, examinant les articles reproduits dans le *Progressif Cauchois*, soutient que la pensée contenue dans les deux manifestes est inattaquable. Ceux qui ont rédigé ces déclarations ont agi dans la limite de leur droit ; on peut blâmer les termes qu'ils ont employés pour exprimer leur opinion, mais on ne peut contester le fond.

Pour ce qui concerne les deux articles de la *Réforme* et de la *Démocratie Pacifique*, il faut se rappeler ce qui s'était passé à l'Assemblée nationale. A la tribune, à propos de l'expédition de Rome, un membre avait dit que la Constitution était violée, et qu'il fallait la défendre même par les armes. Un autre membre avait soutenu la thèse du ministère public, en prétendant que le seul juge de toute violation de la Constitution était l'Assemblée nationale. Sur cette thèse, la *Réforme* publie un article sérieux : *Qu'est-ce que la majorité ?*

La Constitution n'est-elle pas au-dessus de tous les pouvoirs, président et Assemblée nationale ? Certes cela peut se soutenir. Supposons, par exemple, qu'il se trouve une majorité d'Assemblée déclarant que la République est supprimée, au profit de la régence, croyez-vous donc que nul ne pourrait défendre le respect dû à la Constitution? Le pouvoir de la majorité s'arrête devant le pacte fondamental qui est au-dessus du Président et de l'Assemblée. Nous avons vu, il est vrai, bien des pouvoirs émanés d'un principe tenter de le confisquer, bien des ingrats renier leur mère ; mais, si ces résultats se produisent, ils ont bientôt leur punition.

Voulez-vous un texte qui prouve que l'Assemblée nationale n'est pas le juge souverain de cette nation? Lisez l'article 110 de la Constitution. La garde de la Constitution est-elle confiée à l'Assemblée nationale seule? Non, elle est confiée à chaque citoyen. Vous demandez ce que c'est qu'un simple journaliste déclarant que la Constitution a été violée? C'est un citoyen agissant dans la limite de ses droits et remplissant son devoir. [Mouvement.]

Me Deschamps discute ensuite l'article de la *Démocratie Pacifique* sur l'expédition de Rome. Ici, je le reconnais, dit l'avocat, la forme est plus vive; mais la condamnation ne peut être basée sur ce que le style est animé, énergique, incisif si vous le voulez. Il faut, pour condamner, trouver en dehors du style une pensée coupable. La question était de savoir s'il y avait honneur à continuer l'expédition de Rome, parce qu'elle avait été commencée, ou si le véritable honneur ne consistait pas à renoncer à une expédition détournée de son but. L'honneur, Messieurs, ne réside pas toujours dans la victoire; la victoire, pour la France, ne pouvait être douteuse; car, si on ne pouvait vaincre la République Romaine avec 12,000 hommes, la question revenait à en envoyer 24,000 ou 48,000 : la victoire était certaine. Ai-je donc besoin, dans la patrie du vieux Corneille, de rappeler ce vers du Cid :

A vaincre sans péril, on triomphe sans gloire?

(Sensation prolongée.)

La guerre contre la République Romaine devait être abandonnée par deux raisons, selon la *Démocratie Pacifique* :

1° Parce que la République Romaine avait le même droit à l'existence que la République Française;

2° Parce que cette guerre ne pouvait être que l'oppression du plus fort contre le plus faible, le fait contre le droit, sans honneur et sans gloire.

Dans le cinquième article incriminé, le défenseur ne voit que des nouvelles vraies et fausses. Il n'y a pas lieu à poursuite, car le délit de publication de fausses nouvelles est un délit nouveau, créé par la loi d'août 1849, et, d'après l'article 4 du code pénal, les délits ne peuvent être punis de peines qui n'étaient pas édictées avant qu'ils fussent commis; il faut donc écarter du débat le cinquième article.

Me Deschamps examine ensuite les manifestes en eux-mêmes. Ma tâche, dit-il, n'exigerait pas que je les justifie; ils pourraient être punissables, que cependant Vasselin devrait être acquitté, s'il les a publiés de bonne foi et dans les limites de son droit de journaliste. Aussi pourrais-je ne pas rappeler le caractère de l'expédition française en Italie. Cependant je veux et je dois le faire; car si cette expédition est le fruit d'une pensée malheureuse, toutes les protestations dirigées contre elle se justifient. Cet examen, je vais donc le tenter devant vous, avec sobriété, avec calme, me souvenant que je suis à la barre de la cour, et non pas à la tribune.

Pour que cet examen soit complet, il faut se rappeler le rang qu'occupe la France depuis des siècles dans le mouvement européen, dans le grand travail des nations. Nous verrons ensuite si le rôle qu'on lui a fait jouer était digne d'elle.

Depuis dix siècles, son génie profondément civilisateur avait dominé le mouvement général et popularisé, chacune des idées dont chaque siècle avait été préoccupé. C'est ainsi que, depuis l'enthousiasme religieux des croisades jusqu'à la propagande révolutionnaire de 89, elle a tout successivement embrassé, toujours grande, toujours dominatrice par la puissance de l'idée.

N'est-ce pas là, en effet, le seul rôle qui lui appartienne ? Peut-elle le renier et l'échanger contre un autre ? Peut-elle combattre ailleurs les principes qu'elle a constitutionnellement inaugurés chez elle ?... Gouvernement démocratique, peut-elle devenir l'ennemie d'une démocratie étrangère ? Peut-elle courir imposer des lois aux nations indépendantes comme elle, quand elle porte encore sur son sol les traces d'une invasion qu'elle a subie comme une honte et qu'elle a vengée en en chassant les auteurs ? [Mouvement.] Telles sont les questions qui émeuvent tous les hommes dévoués aux intérêts de la France et de l'humanité !

L'émotion fut en effet générale, et ces impressions n'ont pas été seulement éprouvées par ceux que l'on stigmatise du nom d'hommes de désordre; elles ont été partagées par ceux qui se disent les plus sages et les plus modérés. Pour ne citer qu'un exemple, le *Journal des Débats*, ce patriarche de la résistance, n'a-t-il pas fait entendre, à propos de l'expédition d'Italie, les mots de *don-quichottisme* politique ?

Les journalistes sont restés dans leur droit en reproduisant l'impression publique, qui blâmait le but politique de l'expédition sans y mêler la moindre attaque contre le principe religieux. En France, en effet, les esprits ne sont plus dominés par la sécheresse des idées voltairiennes. La religion et ses véritables principes sont l'objet du respect, de la vénération de tous ; jamais les ministres de Dieu, dignes de ce titre, n'ont été plus respectés. Je suis heureux de le dire, les hommes du progrès n'ont rien tant à cœur que de faire passer dans l'ordre des faits les doctrines vraiment évangéliques. Naguère encore, quand, victime de son dévoûment et de ses sentiments fraternels, un vénérable prélat tombait frappé mortellement, il n'y eut dans tous les camps qu'un cri de regret et de douleur.

Oui, les articles incriminés ont laissé intact le principe religieux, mais ils ont discuté les actes du gouvernement. Et qui donc, aujourd'hui encore, oserait nier le droit de libre discussion ?

Ces articles contiennent-ils une excitation à la haine et au mépris du gouvernement de la République ?

Selon le ministère public, le gouvernement de la République, c'est le pouvoir exécutif et ses ministres.

C'est l'éternelle thèse que soutenait le parquet en pleine Restauration et sous le roi détrôné. On a dit que le gouvernement de la République se composait des *forces vives* de la nation ; je le veux bien, j'accepte cette définition ; mais les forces vives de la nation, ce n'est pas le président et les ministres, c'est l'ensemble de tous les pouvoirs. Le gouvernement républicain, c'est quelque chose de stable, de permanent ; le président, c'est quelque chose qui passe ; car la Constitution fixe la durée de ses pouvoirs ; les ministres vivent peu, et le droit de discussion permet toujours d'attaquer leurs actes.

Le ministère public invoque le paragraphe 1er de l'article 4, mais j'invoque le paragraphe 2 du même article.

Vous me concédez que j'ai le droit de censurer les actes. — Ne savez-vous pas que toute discussion pour censurer ou critiquer a pour conséquence d'entraîner à la désaffection ou même à la haine ? N'est-ce pas là précisément ce qui a fait tomber d'abord la monarchie héréditaire et la dynastie de 1830 ? Et nous direz-vous encore que vous ne voulez pas atteindre le droit de discussion ?

Enfin, il y a un dernier délit, dites-vous, qui serait celui d'excitation à la guerre civile. Il ne faut vraiment pas s'y arrêter, Messieurs, quand on songe aux limites dans lesquelles se produit le journal de Vasselin. Exciter à la guerre civile ! porter les citoyens à descendre *dans la rue* ! Mais vraiment, quand on vous parle d'insurrection et de guerre civile dans le *Pays de Caux*, c'est presque fabuleux !!

Pendant la lecture des articles incriminés par le ministère public, dit le défenseur, un passage m'a frappé : c'est celui où l'expédition de Rome est considérée comme une guerre sans gloire, précisément parce qu'elle ressemble à une guerre civile. Or, comment pourriez-vous admettre que Vasselin eût voulu pousser à la guerre civile, quand dans les articles incriminés, et auxquels vous prétendez qu'il s'associe, la guerre civile est considérée comme une honte ?

Enfin, le ministère public a paru croire que j'invoquerais exclusivement dans cette affaire la bonne foi de mon client. Cette bonne foi existe sans doute ; mais ce moyen ne me suffit pas. Je prétends, entendez-le bien, que les limites de la discussion n'ont pas été dépassées, surtout à l'époque où les articles incriminés ont paru. Rappelez-vous, en effet, qu'à cette époque l'expédition n'était pas jugée ; que l'Assemblée n'avait pas prononcé, et qu'une protestation vive et solennelle pouvait influer sur sa décision.

Me Deschamps admet ici que le reproducteur d'un article peut être aussi bien poursuivi que l'auteur au point de vue de la loi ; mais il soutient qu'un jury exempt de toute prévention doit faire entre eux une différence, car le journal reproducteur n'emprunte en réalité à l'autre que la pensée générale de son article. En supposant en effet que l'un et l'autre voulussent spontanément exprimer la même pensée, l'expression de l'un et de l'autre serait inévitablement différente. Celui qui reproduit ne peut donc être responsable que de la pensée à laquelle il s'est associé, et non de la forme, qui n'est pas la sienne. Il est, en effet, des convenances qu'il convient d'observer entre journalistes, et, en empruntant à un journal un article dont on adopte la pensée, on ne peut supprimer des expressions auxquelles peut-être on ne s'associe pas.

Dans l'espèce, reprend le défenseur, un acquittement est sans danger pour la paix publique, et ce n'est pas sans surprise que j'ai entendu M. l'avocat général se préoccuper des conséquences morales de votre verdict. Vous saurez, Messieurs, vous placer au-dessus de pareilles considérations. Je sais, moi, ce que sont les haines politiques.... *je le sais !* mais ces haines s'effacent devant un jury ; vous jugez un républicain, mais entre vous et nous il n'y a pas d'adversaire, il y a des juges. Je sais qu'aujourd'hui beaucoup de personnes sensées, qui n'ont pas vu avec autant de plaisir que nous l'avènement de la République, reconnaissent qu'en dehors de ce gouvernement, il n'y a que l'inconnu et des hasards que nul ne veut courir ; une monarchie restaurée sans le principe du droit divin qui la fécondait est un non-sens, et à notre époque, avec le progrès des idées, on ne croit plus qu'il y ait des hommes prédestinés pour gouverner les autres. Une monarchie conférée par le peuple ne serait pas plus possible, et, si elle a existé pendant dix-huit ans, ce n'a été qu'un anachronisme. Les rêves d'impérialisme et de gloire sont également impossibles ; un seul homme s'est désaltéré aux sources de la gloire et il les a épuisées ; on ne recommence pas plus Napoléon qu'on ne pourrait recommencer Louis XIV. [Mouvement.]

Quelles que soient donc vos opinions antérieures, j'ai la conviction qu'elles ne pèseront pas sur votre décision.

Je sais qu'il s'agit d'un républicain qui voulait la République avant qu'elle ne fût, et qu'alors un acquittement est difficile à obtenir. On a été plus loin et l'on a dit qu'un républicain ne pouvait être acquitté par le jury de la Seine-Inférieure. J'ai répondu, moi, que l'on vous calomniait, et je ne crois pas m'être trompé. L'homme qui est devant vous sait, comme moi, que, pour fonder la République en France, il faut de la patience et de la résignation ; il sait, croyez-le bien, que tous les germes contenus dans une révolution ne se développent qu'à l'ombre du calme et de la paix ; car c'est véritablement un homme d'ordre dans la bonne acceptation de ce mot. Pour vous le peindre tout entier, je ne veux rappeler qu'un seul fait :

Un soir, à la sortie d'un comité électoral, quelques ouvriers, de ceux qui ne sont pas toujours assez calmes dans leurs manifestations et qui ignorent que l'on n'obtient rien de satisfaisant par la violence matérielle, voulaient aller briser le matériel d'une feuille rédigée dans un sens hostile à la République : « Si vous brisez les presses du *Journal de Fécamp*, leur dit-il, demain ce journal s'imprimera chez moi, et le *Progressif* ne paraîtra pas. » Voilà l'homme que vous avez à juger ; ce fait ne le caractérise-t-il pas assez ?

Renvoyez donc Vasselin à la mission élevée de la presse, mission qui se sanctifie quand la plume est tenue par un homme aussi honorable.

Je ne veux dénoncer personne, mais je dirai au ministère public qu'il est étrange dans ses susceptibilités, lorsque nous le voyons poursuivre certaines feuilles et épargner telles autres dans lesquelles le principe de nos institutions est audacieusement attaqué, à ce point que celles-ci semblent ne plus s'occuper que de savoir à quel moment il conviendra de faire disparaître la République, et lorsque la Constitution acclamée par deuxAssemblées est en butte aux attaques les plus téméraires.

Enfin, ne l'oubliez pas, le plus grand attribut de la justice, c'est l'impartialité ; ce sera d'un bon exemple que l'acquittement d'un républicain par le jury de la Seine-Inférieure ; ce sera le premier, et l'occasion sera bien choisie, car, je le répète, il s'agit d'un homme loyal et convaincu.

J'attends votre verdict avec confiance.

Après cette remarquable plaidoirie, dont nous ne pouvons donner qu'une reproduction bien imparfaite, et qui cause dans l'auditoire une vive sensation, la séance est un moment suspendue.

A la reprise de l'audience, M. l'AVOCAT-GÉNÉRAL s'exprime ainsi en réplique :

Messieurs les jurés,

La magistrature ne vient pas faire juger un journaliste par des adversaires politiques. Nous ne nous adressons ici qu'à de froides raisons, et nous voulons des juges impartiaux. Le ministère public prétend que tous ses arguments sont restés debout.

La défense a blâmé l'expédition d'Italie. Nous voulons nous enfermer dans le cercle de la loi, et laisser la discussion politique pour une autre enceinte ; mais, outre cette discussion politique, l'article contenait l'injure, l'attaque et le mépris du gouvernement, ce qui constitue le délit que nous poursuivons.

Sur la discussion du droit, le défenseur a oublié que non seulement il est défendu d'attaquer le principe du gouvernement établi, mais que, de plus, la loi défend l'excitation à la haine du gouvernement de la République, pour protéger non seulement l'ensemble de toutes les institutions, mais le pouvoir exécutif, ce qu'on appelait autrefois le gouvernement du roi.

La loi a-t-elle été violée ? Y a-t-il eu provocation à la guerre civile ? Telles sont les questions que vous avez à résoudre.

Si vous acquittez le prévenu, demain, dans son journal, il dira que le jury de la Seine-Inférieure, que les hommes d'ordre qui le composent se sont associés aux idées de désordre dont il se fait le propagateur.

Messieurs les jurés, la société a été attaquée, profondément agitée ; si la République ne devait amener que des agitations, mieux vaudrait l'abrutissement du despotisme. On ne dira pas que vous avez condamné Vasselin parce qu'il était républicain ; mais on dira que vous, jurés républicains, vous avez condamné le journaliste qui avait provoqué à la haine et au mépris du gouvernement de la République.

Me DESCHAMPS, après avoir discuté et *réfuté* rapidement les arguments nouveaux produits par le ministère public, termine ainsi sa réplique :

On vous engage, Messieurs les jurés, à vous préoccuper des conséquences de votre verdict et de son effet sur l'opinion. Je veux un instant aussi me placer à ce point de vue, et vous demander si la condamnation de mon client, pour des articles qu'il a loyalement et de bonne foi reproduits, sera un bienfait. Ne vivons-nous pas à une époque où chacun doit se montrer avare de poursuites et de pénalités contre la presse, lorsque, par une conséquence nécessaire de la forme de gouvernement qui nous régit, nous sommes placés dans cet état de mobilité bienfaisante qui permet le progrès sans secousse et sans violence, mais qui amène aussi des variations incessantes, des mouvements continus dans la marche de l'opinion publique? Quand nous voyons si facilement encenser aujourd'hui ce que l'on condamnait hier, est-il bien sage de prononcer des condamnations basées sur des appréciations qui peuvent être si aisément et si rapidement remplacées par d'autres ?

Mais ce qui doit être l'objet d'une plus vive protestation de ma part, c'est l'interpellation du ministère public, demandant compte à mon client de l'article qu'il publiera demain. Non, vous n'avez pas plus le droit de descendre dans la conscience de mon client que dans la mienne, et de suivre le prévenu même au-delà de cette enceinte. C'est là une invention qui dépasse tout ce qu'à pu imaginer jusqu'ici le génie du réquisitoire. Nous avons vu sous la Restauration les procès de *tendance*, sous la monarchie de Juillet les procès de *complicité morale ;* les deux gouvernements qui les avaient exigés ont succombé à la peine. Mais au moins ces poursuites s'appuyaient sur des écrits existants et publiés. On disait à l'écrivain dans les unes : « Tel article imprimé par vous il y a six mois révèle une pensée existant dans le fait aujourd'hui incriminé ; » dans les autres : « Tel article a mis les armes à la main de ceux qui se sont précipités dans la rue. » C'était là, je le répète, de détestables moyens ; mais on n'avait pas encore inventé la *tendance du lendemain.*

Ainsi, ce n'est plus la pensée traduite par la presse qui deviendra l'objet d'une incrimination, c'est la pensée inconnue qui n'a pas encore jailli de l'imagination de son auteur. Prenez-y garde ! messieurs les jurés, cela dépasse toutes les limites permises ; défiez-vous de ces moyens extraordinaires qui ont perdu tous ceux qui les ont employés ! gardez le calme et la froideur du raisonnement, gardez l'impartialité, cette première probité du juge.

M. le président demande au prévenu s'il n'a rien à dire.

Il répond négativement, et en même temps presse la main de son défenseur.

Après le résumé de M. le président, le jury délibère pendant une demi-heure, et rapporte un verdict affirmatif sur toutes les questions, verdict motivé, toutefois, par l'admission de circonstances atténuantes.

En conséquence, la cour prononce contre M. Vasselin la peine de deux mois de prison, 500 fr. d'amende, et la condamnation aux frais envers l'Etat.

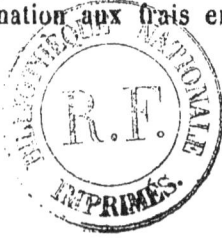

Imp. de I. VASSELIN, à Fécamp.

www.ingramcontent.com/pod-product-compliance
Lightning Source LLC
Chambersburg PA
CBHW050424210326
41520CB00020B/6733